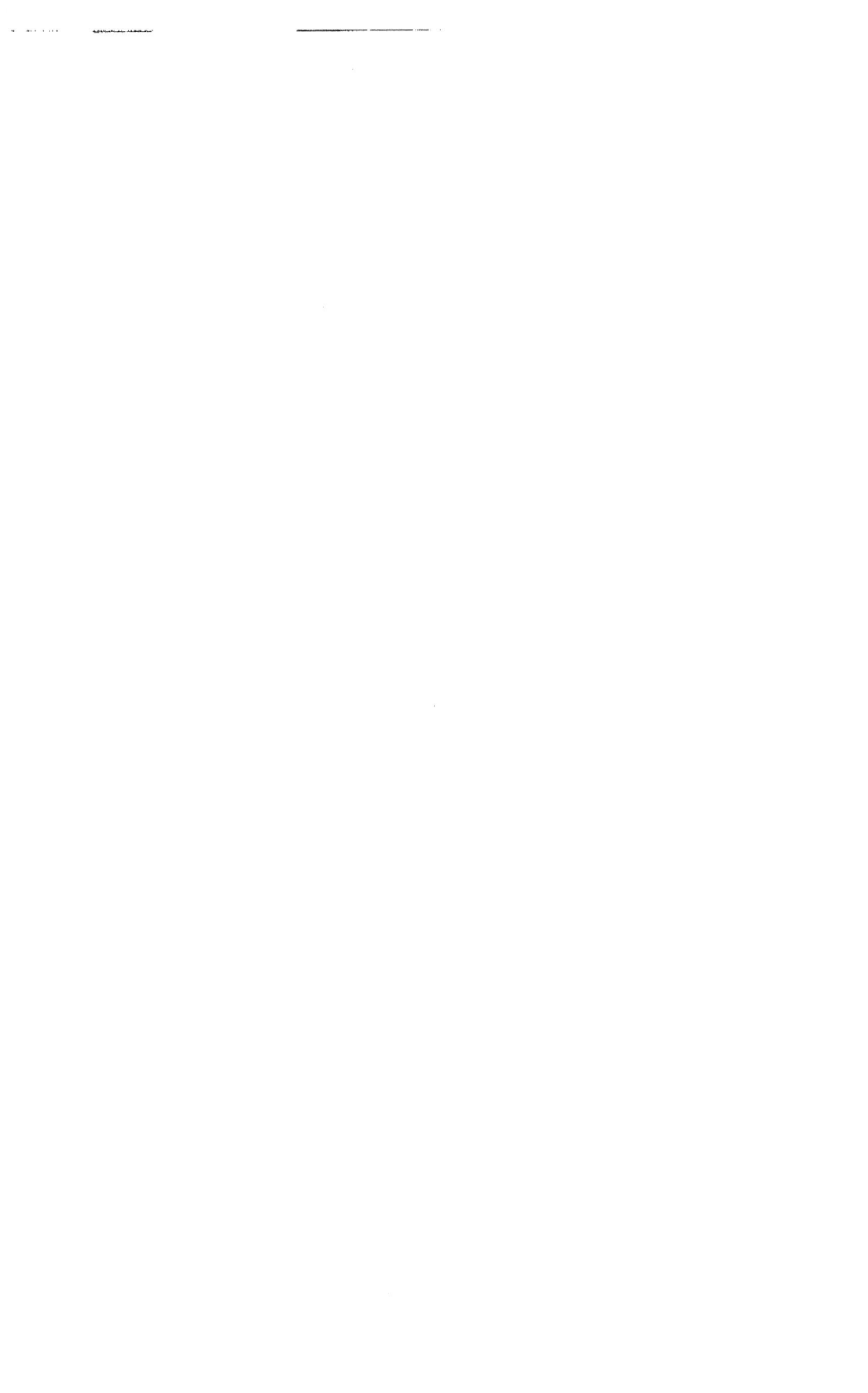

DE LA

DYSCHROMATOPSIE

DANS SES RAPPORTS AVEC

L'ÉTAT MILITAIRE ET LA NAVIGATION

PAR

LE DOCTEUR A. FAVRE

Ex-médecin traitant à l'Hôpital militaire,
Membre de la Société des Sciences médicales et de la Société de médecine de Lyon,
de la Société de médecine de Marseille,
Chevalier de la Légion d'honneur.

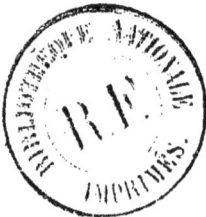

LYON

ASSOCIATION TYPOGRAPHIQUE

RIOTOR, RUE DE LA BARRE, 12

1876

DE

LA DYSCHROMATOPSIE

DANS SES RAPPORTS

AVEC L'ÉTAT MILITAIRE

Mémoire présenté au Conseil de santé des armées.

Depuis longtemps j'ai pensé que l'attention des chefs de l'armée doit être appelée sur la fausse appréciation des couleurs dans ses rapports avec l'état militaire.

J'ai dû cependant attendre qu'une observation soutenue me permît de donner à la communication que je voulais faire une précision suffisante. Il ne convenait pas, d'ailleurs, d'engager une discussion sur des faits qui peuvent intéresser la stratégie, et surtout fallait-il éviter d'alarmer inutilement des intérêts très-respectables.

L'usage des objets colorés est très-fréquent dans l'armée; les drapeaux, les guidons, les uniformes, les insignes, les décorations, présentent des couleurs vives destinées à être vues de loin; des couleurs différentes servent à distinguer les régiments de la même armée, et, dans le régiment, telle couleur désigne telle ou telle fraction du régiment. Ces couleurs semblent être les signes distinctifs les plus apparents aux yeux des chefs et des soldats. La couleur présente aussi quelquefois un caractère important dans le choix des approvisionnements de l'armée.

Les signaux colorés ont été, dans plusieurs circonstances, de jour et de nuit, mis en usage à la guerre; l'adoption des armes à tir rapide peut bien en rendre l'emploi de plus en plus fréquent; le bruit est tel, en effet, aussitôt le feu commencé, que la voix, le clairon, le sifflet, ne peuvent plus se faire entendre, et si l'intérêt de la bataille nécessite pour tel ou tel corps un mouvement précipité, un changement de direction, les signaux colorés seront d'autant plus utiles, que les avertissements qui s'adressent à l'oreille des combattants ne pourront plus être perçus. La notion exacte des couleurs est donc indispensable aux chefs de l'armée et à tous ceux qui peuvent être à même de donner ou de recevoir des ordres au moyen des signaux colorés.

Ne peut-on pas supposer que les engagements qui, souvent, se sont produits entre régiments de la même armée, ont eu lieu par le fait d'une fausse appréciation des couleurs distinctives de ces corps ?

Si nous avons pu reconnaître qu'un certain nombre de personnes affectées de *dyschromatopsie* ont spontanément abandonné les professions où la notion exacte des couleurs était nécessaire, si nous avons vu d'autres personnes se guérir par la pratique même de certaines professions où elles trouvaient un enseignement méthodique, il est évident que ces éventualités ne peuvent pas se présenter dans l'état militaire, où la plupart entrent et demeurent en vertu de la loi, et où, jusqu'à présent, aucun examen, aucun exercice ne sont prescrits pour constater ou rectifier l'état de la vue pour les couleurs. Il y a lieu de croire que l'uniforme exerce un effet curatif sur un grand nombre de daltoniens, surtout pour le rouge et le jaune. Or, il a été mis hors de doute par un grand nombre d'auteurs français ou étrangers, que la proportion des personnes affectées de *dyschromatopsie* est très-considérable. E. Goubert, auteur d'une excellente monographie de l'*Achromatopsie*, admet la proportion de 1 sur 20 ou 25 personnes. G. Wilson, d'Édimbourg, a trouvé en moyenne, chez les hommes adultes, un cas sur 17,7 personnes. Dans certaines séries d'examens, nous avons trouvé des proportions bien plus considérables. Ainsi, dans notre dernière série de candidats aux emplois du service actif des chemins de fer, sur 1,050 hommes âgés de 18 à 30 ans, presque tous anciens militaires, sachant au moins lire, écrire et compter, nous avons trouvé 98 hommes qui se sont trompés sur une ou plusieurs couleurs.

Le *violet* a été cause d'erreur 78 fois; soit 7,42 °/₀
Le *bleu*   —   50   —   4,76 °/₀
Le *vert*   —   54   —   5,14 °/₀
Le *jaune*   —   14   —   1,33 °/₀
Le *rouge*   —   10   —   0,95 °/₀

Sur 65 chauffeurs ou manœuvres de l'usine à gaz, 24 ont commis des erreurs, soit 36,92 %.

Nous pouvons supposer que si l'armée française compte 500,000 hommes, l'on trouverait dans ce nombre 30,000 daltoniens au moins.

Quelle est la proportion parmi les officiers ? L'examen d'un certain nombre d'entre eux pour les couleurs pourrait seul fournir un résultat concluant ; mais supposons que les généraux, les colonels, les officiers d'état-major ne soient pas plus favorisés sous le rapport de la notion des couleurs que les simples soldats, et réfléchissons aux conséquences d'une fausse appréciation dans le cours d'une action rapide, où les décisions doivent être prises à l'instant même, où l'erreur sur un signal donné ou reçu peut entraîner la perte d'un grand nombre de personnes, de la bataille peut-être, ou précipiter les uns contre les autres des frères d'armes ! Il est probable que la proportion des *daltoniens* parmi les officiers n'est pas de beaucoup moins élevée que la moyenne. Nous avons rencontré des personnes affectées de *dyschromatopsie* dans les professions les plus diverses et dans les classes les plus éclairées ; des ecclésiastiques, des ingénieurs, des architectes, des professeurs, des négociants, des peintres, des médecins, nous ont offert des cas de *dyschromatopsie* très-prononcés ; ajoutons que cette infirmité peut exister à l'insu de ceux qui en sont affectés, et que, le plus souvent, les personnes atteintes, quand elles ont conscience de leur état, mettent tous leurs soins à dissimuler cette maladie. Douées, en général, d'une très-bonne acuité visuelle, elles reconnaissent très-bien la forme des objets, et elles parviennent souvent à juger de la couleur par voie indirecte.

Le docteur X..., qui m'a spontanément fait connaître son état, confond le *rouge* avec le *vert*, et le *violet* avec le *bleu*, et parvient cependant à ne se tromper que très-rarement. Ainsi je lui demandai de préciser la couleur des rubans d'une femme qui passait devant nous, et il reconnut des rubans violets, parce que cette femme était en demi-deuil.

La recherche du daltonisme chez les officiers pourrait offrir de sérieux inconvénients, cela est vrai, et il est certain que l'on peut avoir les qualités essentielles qui distinguent un grand capitaine et mal apprécier les couleurs.

Je puis assurer, toutefois, qu'un très-grand nombre de personnes, gravement affectées de *daltonisme*, auraient pu, si leur vue avait été soumise en temps utile à des exercices méthodiques, être facilement guéries de cette maladie, et je pense qu'un tel résultat peut être obtenu, même dans un âge avancé. Je puis donc prétendre que, par le seul fait que le *daltonisme* serait recherché, il pourrait être guéri dans un grand nombre de cas. Et si le *daltonisme*, chez quelques-uns, ne peut être guéri, l'intérêt général doit, en pareille circonstance, primer l'intérêt particulier; il importe que l'officier affecté de *dyschromatopsie* sache bien qu'il n'est pas en état de donner ou de recevoir des ordres à l'aide des signaux colorés. Si cet officier est un général, il suffira que son chef d'état-major ou que l'un de ceux qui sont à ses côtés ait la vue franche et nette pour les couleurs. Il en sera de même pour les autres grades ; celui qui sera plus ou moins affecté de *dyschromatopsie* pourra toujours s'en rapporter, pour l'appréciation des couleurs, à l'un de ses subordonnés dont la vue sera tout à fait sûre à cet égard.

L'on peut objecter que cet examen des couleurs et la constatation de l'infirmité qui nous occupe chez des personnes haut placées dans la hiérarchie militaire, est de nature à diminuer l'autorité des chefs, à nuire à la discipline; mais ces examens doivent être tout à fait individuels, et si le corps médical est chargé de les faire, le secret sur toutes ces opérations est acquis d'avance.

Que l'on songe, d'ailleurs, à l'émoi, à l'étonnement qui se produiraient dans un régiment s'il arrivait que, par ordre du colonel, le *rouge* dût être tenu pour *vert!*

Les inconvénients d'une telle recherche peuvent être facilement évités, et les avantages que l'on en retirera seront très-considérables.

A côté des combattants se trouvent, comme attachés directement à l'armée, ou servant à titre auxiliaire, un grand nombre de personnes à qui la croix rouge de la convention de Genève assure certaines immunités. Ces personnes ont, en général, peu de souci de s'abriter derrière cette égide, mais elles doivent se préserver dans l'intérêt des blessés. Si, dans l'ardeur de la bataille, la couleur de la croix entrait seule en ligne de compte pour distinguer un ambulancier, les membres

de la Société de secours aux blessés et les militaires qui peuvent revêtir le brassard auraient, dans les moments difficiles,
une chance sur 50 à 75 de voir méconnaître leurs droits et
d'être traités comme les combattants.

Dans quelles circonstances, dans quelle mesure doit-on
faire usage des signaux colorés ? Quel choix faut-il faire pour
les uniformes et les insignes parmi les couleurs? Nous avons
bien à ce sujet quelques préférences, mais nous pensons que
de telles questions doivent être examinées et résolues par des
hommes spéciaux bien avertis de la fréquence de la *dyschromatopsie*.

L'utilité des signaux colorés à la guerre me paraît être mise
hors de doute, et s'il arrive qu'un tel usage soit systématisé
dans l'armée, la théorie de l'emploi des couleurs me semble
ne pas devoir être divulguée et comporter divers degrés d'ini-
tiation.

Comment pourra-t-on reconnaître tous les militaires affectés de *dyschromatopsie?* Un tel examen ne présente pas
beaucoup plus de difficultés que celui qui, depuis longtemps,
se fait pour la vaccine. Le livret de chaque soldat mentionne
la variole, la vaccine et les résultats de la revaccination; une
ou deux lignes de plus suffiront pour indiquer que le porteur
du livret connaît bien ou mal les couleurs. Les jeunes soldats pourront *être exercés sur les couleurs et guéris pour la
plupart avec une grande facilité dans les écoles régimentaires.*

Les médecins militaires pourraient être chargés de ces examens, et l'organisation du service de santé est telle, que, en
moins de quinze jours, l'armée entière peut être facilement
examinée pour les couleurs.

Il ne faut pas oublier que les médecins présentent une proportion de *daltoniques* probablement égale à la moyenne.
Cette proportion serait même plus élevée si l'on s'en rappor-
tait aux résultats constatés à Lyon ; le corps médical des hô-
pitaux civils de notre ville, composé de 27 chefs de service
titulaires, compte trois membres affectés à un degré très-
prononcé de *daltonisme*. Il sera donc nécessaire de s'assurer
que ceux qui doivent procéder aux examens ont la vue d'ac-
cord; mais il ne peut pas être question, dans l'état militaire,
des difficultés que l'on rencontre chez les personnes qui ne

sont point soumises à la discipline. Les ordres donnés seront exécutés, et la visite pour les couleurs de tous les militaires, *quel que soit leur grade*, aura l'avantage de prévenir des méprises dangereuses, d'assurer la guérison de ceux qui, sans doute mal doués, méconnaissent les couleurs par défaut d'usage ou par manque d'attention. En ce qui nous concerne, nous sommes assuré de trouver, dans ces examens faits par les médecins militaires, la confirmation des assertions que nous avons émises ailleurs sur la fréquence, les dangers et le traitement de la *dyschromatopsie*.

Mais il est bien difficile de faire adopter les propositions que j'ai formulées sur la fausse appréciation des couleurs; ceux qui ont la vue normale ne peuvent admettre qu'avec peine l'existence de cette infirmité chez les autres, et la plupart des daltoniques dissimulent le plus souvent avec succès leur infirmité. Je dois ajouter que moi-même qui, depuis plus de vingt ans, suis habitué à la recherche et à la constatation du *daltonisme* et qui l'ai rencontré bien souvent au degré le plus prononcé, j'éprouve encore une grande surprise en présence d'un nouveau malade.

Lyon, le 8 février 1875.

Note additionnelle. — Dans les diverses évaluations que j'ai données de la proportion des daltoniens, je suis toujours demeuré volontairement bien au-dessous de la vérité. Ainsi dans mon premier travail, 1873, j'ai dit que dans notre pays l'on pourrait compter au moins un million de daltoniens, alors que j'étais sûr que l'on en pourrait trouver plus de 2 millions. La plupart des candidats du chemin de fer sortent de l'armée, beaucoup d'entre eux ont été sous-officiers, presque tous ont porté des uniformes de couleurs vives, et peut-être que la faible proportion de daltoniens pour le rouge et le jaune devrait être attribuée à l'influence de l'uniforme. J'avais déjà, dans les écoles et à l'usine à gaz, trouvé la proportion de 1 sur 3 indiquée par M. le professeur Maurice Perrin dans son excellent traité d'ophthalmoscopie; mais j'avais préféré ne pas insister sur de tels résultats.

J'ai eu récemment le très-grand avantage, grâce au concours éclairé de M. le capitaine Bellecour du 16e de ligne, et avec l'autorisation de M. le colonel de ce régiment et de M. le général chef d'état-major général du 14ᵉ corps, de pouvoir visiter, dans des conditions aussi favorables que possible, 268 militaires, sous-officiers, musiciens, sapeurs, caporaux et soldats. Ces militaires étaient interrogés par M. le capitaine Bellecour avec une très-grande bienveillance pendant que j'inscrivais scrupuleusement leurs réponses. Nous avons fait usage surtout des nᵒˢ 1, 4, 7, 11 et 15 de l'échelle de Crétès pour caractériser le violet, le bleu, le vert, le jaune et le rouge, mais nous avions à notre disposition les échelles de Snellen et de Galezowski, une quantité considérable d'objets colorés, écheveaux de laine, de soie, papiers, étoffes, alphabet colorié et verres de couleur. Nous avons toujours donné le temps à ceux que nous examinions de rectifier leurs erreurs : 163 ont répondu très-exactement et sans hésitation sur les cinq couleurs élémentaires ; 105 se sont trompés, et de ce nombre 35 ont simplement hésité, ou, séance tenante, ont rectifié leurs erreurs. En tenant compte des erreurs rectifiées et des hésitations, nous trouvons l'énorme proportion de 39,18 p. 100, ou 1 sur 2,55, et, en retranchant le nombre des hésitations et des erreurs spontanément rectifiées, nous avons la proportion de 26,12 p. 100, ou de 1 sur 3,82. — Le résultat le plus intéressant de nos recherches n'est certainement pas d'avoir pu donner la proportion telle qu'elle doit se rencontrer à peu près dans l'armée, mais d'avoir constaté une fois de plus chez les adultes que ceux qui ne connaissent pas les couleurs élémentaires n'ont pas, en général, porté leur attention de ce côté. Ils sont, sans doute, moins bien doués que ceux qui, placés dans des conditions en apparence analogues, possèdent la notion exacte de ces couleurs. Je me hâte de le dire, et j'ai été très-heureux de voir partager cette opinion par M. le capitaine Bellecour, tous ces militaires nous ont paru être à même d'apprendre et de savoir très-bien, en quelques semaines, les couleurs fondamentales :

Le *violet* a été cause d'erreur 81 fois, soit 30,22 °/₀.
Le *bleu*   —   34   —   12,68 °/₀.
Le *vert*   —   52   —   19,40 °/₀.
Le *jaune*   —   14   —   5,22 °/₀.
Le *rouge*   —   9   —   3,73 °/₀.

M. Paul Guillot, licencié en droit, a visité 138 hommes

appartenant au 99ᵉ, au 22ᵉ et au 23ᵉ de ligne. Il est arrivé, à très-peu de différence près, au même résultat que M. le capitaine Bellecour et moi. M. Guillot n'a pas inscrit les hésitations et les erreurs rectifiées, et il a trouvé 37 chromato-pseudopses, soit 26,81 °/₀.

Le *violet* a été cause d'erreur 26 fois, soit 15,47 °/₀
Le *bleu* — 6 — 3,57 °/₀
Le *vert* — 18 — 10,71 °/₀
Le *jaune* — 2 — 1,19 °/₀
Le *rouge* — 3 — 1,75 °/₀

Il me reste à démontrer par l'expérience que tous ces daltoniens peuvent être guéris complètement. J'espère être à même bientôt de fournir cette preuve d'une manière satisfaisante et de pouvoir assurer que les jeunes gens se guérissent du daltonisme presque aussi facilement que les enfants.

Un grand nombre d'erreurs ont été rectifiées séance tenante. La confusion du *bleu* et du *vert* a été, on le voit, très-fréquente, et ce n'est pas sans surprise que l'on peut constater que, sur 406 hommes, 112 erreurs se sont produites sur le *vert* et le *bleu*. Le plus souvent, ces deux couleurs n'ont pas été distinguées l'une de l'autre, et, chez un certain nombre, l'une ou l'autre ont été prises, le bleu pour du violet, le vert pour du jaune ou du rouge. Il est évident que ceux qui ont confondu le *vert* avec le *bleu* étaient à même de ne pas distinguer le drapeau ou le pavillon national du drapeau ou des pavillons italiens, mexicains ou roumains. J'insiste sur ce fait parce que la confusion de ces drapeaux ou pavillons pourrait, dans certaines circonstances, amener des catastrophes, et je m'empresse d'ajouter que ces erreurs d'appréciation peuvent être facilement rectifiées. Les exercices sur les couleurs dans les écoles régimentaires ont sans doute de grandes chances d'être adoptés dans l'armée ; ils seront patronés en haut lieu, et je dois dire que l'idée de les réclamer m'a été donnée par M. Marmy, inspecteur général et membre du Conseil de santé des armées, à qui j'exprime ici toute ma reconnaissance pour les encouragements bienveillants dont il m'a depuis longtemps honoré.

Lyon, le 30 mars 1876.

DE

LA DYSCHROMATOPSIE

DANS SES RAPPORTS

AVEC LA NAVIGATION [1]

Mémoire présenté à la Société de médecine de Marseille.

L'étude du *daltonisme* intéresse la marine bien plus que l'industrie des chemins de fer.

Le signal *rouge* dans la circulation sur les voies ferrées offre seul une importance capitale. Le signal *vert* qui commande le ralentissement est de beaucoup moins utile. Au voisinage des gares il donne des indications spéciales ; mais alors la vitesse du train est déjà bien diminuée, et une erreur à propos de ce signal ne pourrait pas être suivie d'accident grave pour les personnes. Le signal *jaune* est d'un usage très-limité et le signal *bleu* n'intéresse que les aiguilleurs. Par ces motifs et provisoirement j'ai pu dire que la notion du rouge seule doit être exigée des candidats au service actif des chemins de fer.

L'exclusion de ceux qui ne distinguent pas facilement le rouge n'atteint guère qu'un homme sur 75.

Dans ma dernière série de candidats j'ai trouvé les résultats suivants :

Sur 1,050 hommes âgés de 18 à 30 ans, visités depuis

(1) Des renseignements très-précis m'ont été fournis pour la rédaction de cette note par M. le docteur Calvy, de Toulon, par M. Flamand, ancien officier de marine, payeur principal au chemin de fer, par M. le docteur Boyer, médecin de marine, et par M. le docteur Féris, médecin de première classe de la marine, qui traite en ce moment avec un talent très-remarquable la question du daltonisme dans ses rapports avec la navigation, dans les *Archives de médecine navale*.   A. F.

juillet 1873 au 1er octobre 1875, j'ai noté la proportion considérable de 98 daltoniens qui se sont trompés sur une ou plusieurs couleurs. Le *violet*, le *vert*, le *bleu*, le *jaune* et le *rouge* ont été montrés à tous les candidats. 29 sont inscrits comme ayant présenté des *hésitations réitérées*, 8 se sont rectifiés séance tenante ou à un deuxième examen après avoir commis des erreurs plus ou moins graves.

Dans les erreurs commises par ces 98 candidats, j'ai noté que :

Le *violet* est en cause 78 fois.
Le *bleu* — 50 —
Le *vert* — 54 —
Le *jaune* — 14 —
Le *rouge* — 10 —

11 candidats seulement ont été refusés.

En retranchant du nombre de 98 les 29 hommes qui ont seulement hésité et les 8 qui se sont corrigés, il reste encore 61 daltoniens, soit 5,8 % ou 1 sur 17,2, au lieu de 9,33 % ou 1 sur 10,71.

L'exclusion de 11 candidats sur 1,050 nous a paru tout à fait nécessaire ; mais si nous avions à faire un tel examen sur des personnes vouées au service de la marine : *officiers, hommes destinés à la timonerie ou agents quelconques* devant s'occuper des signaux, tels que guetteurs, gardiens de phare, etc., la réforme aurait aussi dû atteindre tous ceux qui ne connaissent pas le *vert*. Cette couleur, en effet, a, dans la marche du navire pendant la nuit, la même importance que le *rouge*, par les feux de tribord et de bâbord, les phares de première classe et les flammes de Bengale.

Pendant le jour, les chances d'erreurs sur les pavillons des différentes nations sont très-fréquentes pour les daltoniens ; mais alors tout l'équipage est sur le pont, et les erreurs doivent être facilement rectifiées.

Les signaux multipliés de la tactique navale, les signaux internationaux réclament une bonne appréciation des couleurs de la part d'un grand nombre de personnes sur un navire, et cependant, jusqu'à ce jour, dans les divers services de la marine, l'on ne paraît pas s'être préoccupé de la fréquence du daltonisme, si ce n'est par l'article 3 des instructions de 1874 pour le recrutement des élèves de l'École navale :

« Art. 3. Dans une chambre dont les volets seront hermé-
« tiquement fermés et soigneusement calfeutrés on disposera
« verticalement un tableau blanc, opaque, mesurant 50 cen-
« timètres de côté, et dont le centre sera à 1^m 25 du sol ; le
« centre de ce tableau sera percé d'une ouverture carrée
« de 12 millimètres. Derrière ce tableau on fera mouvoir
« une tablette rigide qui présentera successivement à l'ou-
« verture centrale les lettres capitales du n° 12 de l'échelle
« de Snellen ou des signes équivalents à ces lettres (ces let-
« tres et ces signes sont diversement coloriés). »

J'ai, depuis plusieurs années, eu l'occasion d'interroger un
certain nombre d'anciens marins et de leur demander si la
visite pour les couleurs se faisait à bord des bâtiments sur
lesquels ils avaient servi ; quelques-uns, c'est le plus petit
nombre, m'ont dit avoir été interrogés sur les couleurs par
leurs officiers, mais ces officiers agissaient suivant leur
propre initiative et nullement en vertu d'ordres ou d'instructions émanant du ministère de la marine.

De nombreux sinistres en mer ont eu sans doute pour
cause la fausse appréciation des couleurs. A la suite de la
perte de la *Ville-du-Havre*, les journaux qui rendirent
compte du naufrage disaient positivement que le *feu vert*
n'avait pas été vu en temps utile !! Si l'équipage du navire,
qui ne put tenir compte du signal, n'avait pas subi la visite
des couleurs, il y avait *une chance sur vingt* pour que l'officier ou le matelot chargé de signaler ne connût pas le *vert*,
et environ une chance sur 75 pour qu'il fût capable de
confondre cette couleur avec le *rouge !* Nous savons comment
cette affaire fut jugée : le conseil d'amirauté anglais décida
que l'équipage du vaisseau anglais était exempt de tout re-
proche, et le conseil d'amirauté français déclara que l'équipage du navire français ne pouvait en rien être incriminé....
Et personne n'eut l'idée d'accuser l'erreur si probable d'un
daltonien.

Dans un naufrage arrivé plus récemment sur les côtes
d'Écosse, il paraît que le commandant en second du yacht de
la reine d'Angleterre n'a pas tenu compte des feux du ba-
teau qu'il a coulé, et la relation des journaux laissait à supposer que cet officier était affecté de *pseudo-chromatopsie*.
Il ne m'a pas été possible de vérifier ce renseignement, mais

il paraît que le daltonisme peut être recherché à l'occasion de ce naufrage.

Dans la marine de l'État, la présence d'un grand nombre d'officiers, la régularité des exercices sur les signaux, doivent laisser peu de place aux erreurs désastreuses, mais dans la marine marchande il me semble que ces erreurs ont de plus grandes chances de se produire. L'équipage d'un navire marchand n'est souvent que de quinze à vingt hommes. La proportion habituelle indique un daltonien par équipage et un capitaine sur vingt.

Ces daltoniens capitaines et marins peuvent ignorer ou dissimuler leur infirmité. C'est ce qui arrive le plus souvent. Quand ils seront livrés à leurs propres ressources pour interpréter ou manœuvrer les signaux colorés, ils ne peuvent manquer de faire courir à leur bâtiment ou à d'autres navires de très-grands dangers, surtout la nuit.

La visite des marins pour les couleurs est indispensable. Elle doit se faire au port d'embarquement par les soins des autorités de ce port; et la permission de départ ne devrait être accordée que sur le vu d'un certificat attestant que cette visite a été faite.

Il n'est pas douteux que si un port tel que celui de Marseille inaugurait cette visite et se montrait rigoureux à cet égard, avant un an elle entrerait dans les habitudes de la navigation et produirait des résultats d'une importance très-grande.

Je me crois autorisé par mes publications antérieures sur la *dyschromatopsie* et par les considérations qui précèdent à formuler les conclusions suivantes :

I. — Tous les marins destinés à faire usage des signaux colorés subiront la visite des couleurs.

II. — La notion exacte du *rouge* et du *vert* est indispensable.

III. — Des exercices sur les couleurs seront institués sur chaque bâtiment.

IV. — Les marins atteints de contusions, de plaies des yeux ou de la tête seront examinés pour les couleurs.

V. — Après toute maladie grave la visite des couleurs est de nécessité.

VI. — Ceux qui feront abus de boissons alcooliques ou de tabac subiront fréquemment la visite pour les couleurs.

VII. — L'examen périodique pour les couleurs sera institué dans la marine.

VIII. — Les exercices sur les couleurs seront établis dans toutes les écoles spéciales de la marine (écoles navales, écoles des mousses, etc.)

IX. — La nécessité de connaître le *rouge* et le *vert* ne constitue pour les marins qu'un minimum qui sera sans doute trouvé insuffisant plus tard.

Lyon, le 4 novembre 1875.

Note additionnelle. — A la date du 7 janvier 1876, M. Louis Caffarena, avocat à Toulon, étant sur le point de faire paraître un volume sur les abordages et les causes des abordages, me demande quelques renseignements et me signale un fait très-important : En 1853 ou 1854, M. Caffarena, son père, ancien capitaine au long cours et armateur, se trouvant au Sénégal, put observer un de ses matelots qui, à la suite d'un coup ou d'une chute, eut la vue complètement troublée pendant une dizaine de jours. Il voyait tout *rouge*, la mer *rouge,* le bâtiment *rouge*.

M. Georges Spitz a fait pendant un long voyage maritime la visite des couleurs sur un certain nombre de personnes, et noté les résultats suivants qu'il me fait connaître le 15 janvier 1876 :

En mai 1875, sur 40 Mozambiques visités au Brésil, 1 confondit le *bleu* avec le *violet*.

En août 1875, sur 20 Chiopas examinés à Tabasco, 2 ont confondu le *bleu* avec le *violet*. Dans la même ville, un marin blessé à la tête confondait le *jaune,* le *vert* et le *rouge*.

Sur le navire norwégien *Adelheim,* deux Finlandais de Helsinfors confondaient le *jaune* avec l'*orangé,* le *bleu* avec le *violet*. Le second de ce navire qui n'avait que dix matelots, T. H... ne distinguait pas le feu de *tribord* de celui de *bâbord*. Dans la Manche souvent il fut très-embarrassé et il s'adressait ordinairement aux matelots pour connaître la position des nombreux navires qu'il rencontra.

Le docteur Féris cite dans son mémoire un grand nombre de faits qui fixeront sans doute l'attention du monde maritime : Il a examiné 501 marins adultes, et trouvé dans ce nombre 47 individus qui présentaient à des degrés différents une altération du sens chromatique.

Lyon, le 30 mars 1876.

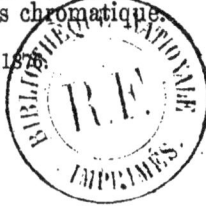

www.ingramcontent.com/pod-product-compliance
Lightning Source LLC
Chambersburg PA
CBHW050429210326
41520CB00019B/5847